Autismo

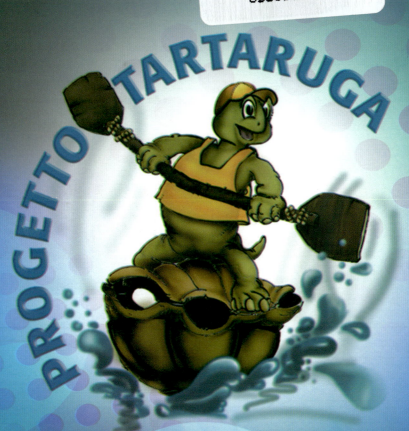

Magda di Renzo

Psicóloga
Psicanalista
Diretora e Docente da Escola de Especialização em Psicoterapia da
Idade Evolutiva – Abordagem Psicodinâmica do Instituto de Psicoterapia de Roma
Responsável pelo Serviço de Psicoterapia do IdO
Pesquisadora nas Patologias da Infância e Adolescência
Fundadora, Coordenadora e Pesquisadora do Projeto Tartaruga para Crianças Autistas
Docente em Cursos de Psicoterapia em Regiões da Itália
Autora e Coautora de Diversos Livros e Artigos nas Áreas Científicas Ligadas à Psicoterapia

Mônica Nicola

Psicanalista
Responsável pelo Projeto Tartaruga de Pesquisa em Autismo no Brasil
Docente da Graduação e Pós-Graduação Ligada à Psicoterapia
Docente da Escola de Especialização em Psicoterapia da Idade Evolutiva –
Abordagem Psicodinâmica do Instituto de Psicoterapia de Roma
Autora e Coautora de Diversos Livros e Artigos nas Áreas Científicas Ligadas à Psicoterapia e ao Femin

Magda di Renzo • Mônica Nicola

Autismo

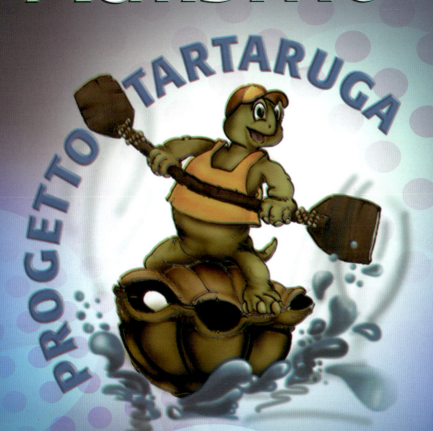

Progetto Tartaruga

REVINTER

Autismo

Copyright © 2012 by Livraria e Editora Revinter Ltda.

ISBN 978-85-372-0494-8

Todos os direitos reservados.
É expressamente proibida a reprodução
deste livro, no seu todo ou em parte,
por quaisquer meios, sem o consentimento
por escrito da Editora.

Contato com as autoras:
NICOLA/RENZO
m.nicola@terra.com.br

CIP-BRASIL. CATALOGAÇÃO-NA-FONTE
SINDICATO NACIONAL DOS EDITORES DE LIVROS, RJ

R334a

Renzo, Magda di
   Autismo/Magda di Renzo, Mônica Nicola. - Rio de Janeiro: Revinter, 2012.

   Inclui bibliografia
   ISBN 978-85-372-0494-8

   1. Autismo. 2. Crianças autistas. I. Nicola, Mônica. II. Título.

12-5379.
                      CDD: 618.928982
                      CDU: 159.964.2-053.2

A responsabilidade civil e criminal, perante terceiros e perante a Editora Revinter, sobre o conteúdo total desta obra, incluindo as ilustrações e autorizações/créditos correspondentes, é do(s) autor(es) da mesma.

Livraria e Editora REVINTER Ltda.
Rua do Matoso, 170 – Tijuca
20270-135 – Rio de Janeiro – RJ
Tel.: (21) 2563-9700 – Fax: (21) 2563-9701
livraria@revinter.com.br – www.revinter.com.br

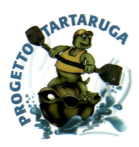

Espera-se sempre pela normalidade, recebe-se sempre a possibilidade.

As coisas não mudam, transformam-se com contornos próprios.

Não se pode dar um movimento, mas se pode fazê-lo surgir.

AGRADECIMENTOS

Agradecemos ao diretor do Instituto de Ortofonologia/Psicoterapia de Roma, Dr. Federico Bianchi di Castelbianco e toda sua equipe, que se dedicam ao trabalho e à pesquisa deste Projeto;

Ao Prof. Dr. Reynaldo Lopes, que por meio da Universidade Veiga de Almeida nos permitiu um intercâmbio profissional, formando a primeira turma de especialistas;

Às alunas desta especialização, que, junto a nós, criaram a esperança de ver o projeto no Brasil;

Aos Editores Sergio Duarte Dortas e Renata Barcellos Dias, pelo constante investimento na produção científica;

À Rita Lusiê, secretária do projeto no Brasil, por todo seu suporte;

A todos os amigos que sempre respeitaram e incentivaram o nosso trabalho.

DEDICATÓRIA

Aos pais e às crianças, que nos inspiraram a criar este trabalho e permanecem a dar-nos entusiasmo para continuar.

À Antonia, que saiu de seu casulo transformando-se em uma linda e social menina dando-nos a certeza de que o caminho estava correto.

As autoras dedicam, em especial, à amizade, à credibilidade e à parceria, que as uniu durante longos 25 anos.

Uma cumplicidade movida pelo respeito mútuo e por uma afinidade afetiva e profissional sem barreiras, nem mesmo as geográficas!

Acreditar em um sonho e vê-lo efetivamente realizado só não é mais importante que o prazer de compartilhá-lo.

SUMÁRIO

Introdução 1

Capítulo I
SIGNIFICADO DO AUTISMO 5

Capítulo II
SINTOMATOLOGIA NO AUTISMO 19

Capítulo III
MODELO DE ATUAÇÃO CLÍNICA DO *PROGETTO TARTARUGA*. . 21

Capítulo IV
AVALIAÇÃO E TRATAMENTO 25

Capítulo V
ATENDIMENTOS COMPLEMENTARES DIRETOS E INDIRETOS . . 43

CONCLUSÃO 49

BIBLIOGRAFIA 51

INTRODUÇÃO

O *Progetto Tartaruga* surgiu através de uma demanda em se estruturar uma proposta terapêutica integrada, que correspondesse as múltiplas exigências das crianças com o distúrbio do espectro autístico e, também, para dar sustentação aos pais e outros envolvidos diretamente com a criança em questão. Com o tempo, o projeto tornou-se um polo forte de pesquisa e atingiu estatísticas de grande peso neste universo científico.

Como se sabe, a principal dificuldade da criança autista é a comunicação, e isso torna bastante complexa toda e qualquer forma de interação, o que, nestes anos todos, demonstrou a pouca eficácia de alguns instrumentos terapêuticos que tentaram uma abordagem com esta finalidade.

Um dos principais pontos nas pesquisas de estratégias terapêuticas é o de enquadrar a especificidade do caso, diferenciando-o de outras patologias absolutamente similares nas categorias diagnósticas. O outro é a dificuldade superada em parte apenas nos últimos anos, que diz respeito a utilizar instrumentos diagnósticos com crianças cuja principal carência é a de interação.

Apesar de já contarmos com diferentes e apropriadas técnicas para este tipo de avaliação da linguagem não verbal, neste caso lidamos com interpretações secundárias e com uma forte oposição vinda pelo isolamento, que, muitas vezes, é ativado pela situação de avaliação, já que é a própria interação com o Outro que constitui a principal carência destas crianças.

Entendemos que o momento de avaliação pode desencadear um aumento desta proteção, conduzindo o observador a uma interpretação clínica distorcida.

Diante da larga experiência, pesquisas, observações, registros e preparo intensivo da equipe especializada que o **Progetto Tartaruga** formou, decidimos compartilhar este material com a finalidade de torná-lo uma fonte para consulta de fácil compreensão, podendo conduzir a um ponto, mais próximo e esclarecedor neste nosso enigma.

É importante sublinhar que o autismo constitui um dos principais desafios de dimensão clínica, além de humana, por colocar em xeque todas as formas de relações e também por não conseguir estabelecer uma comunicação entre seus elementos constitutivos, anulando ou impossibilitando canais através dos quais podemos fornecer nossas respostas.

Todas as metáforas usadas como referência para a condição autística (fortaleza vazia, concha, barreira, enigma e outras) denunciam a dificuldade de colher elementos aliada a uma patologia de grande projeção.

Qualquer profissional que já tenha trabalhado com autismo sabe bem reconhecer o sentimento de frustração e impotência que cerca esta patologia. Na verdade, a dinâmica está pautada por este jogo transferencial de onipotência/impotência.

Partindo do princípio de que ninguém até hoje conseguiu descobrir um caminho de cura e que a etiologia não foi ainda definida, baseamo-nos na importância de uma intervenção dinâmica, afetiva e corporal tentando minimizar as perdas já adquiridas e trocar de lugar a linha do desenvolvimento, dando novas ferramentas para este fim.

Assim, buscamos uma linguagem direta e tomamos cuidado com a terminologia, para que o objetivo seja atingido.

Nosso desejo é que possamos abrir frentes de conduta positiva diante da patologia autismo e, sobretudo, romper tabus e falsos paradigmas.

As crianças autistas são especiais, isso mesmo, são ESPECIAIS!

SIGNIFICADO DO AUTISMO

Não vamos nos ater aqui a várias descrições, tendo em vista que existe ampla literatura abordando este diagnóstico.

A perspectiva psicodinâmica da qual nos aproximamos, compreendemos e estruturamos o autismo é o que orientará este trabalho.

Como guia principal, é necessário ter claro que neste universo vive uma criança com individualidade única que dá sentido e dimensão aos critérios singulares que a definem e que em uma abordagem respeitável, apesar da necessidade de uma investida quantitativa, não se pode jamais abandonar o aspecto qualitativo que se apresentará sempre de forma diferenciada.

Dar um significado para uma determinada patologia nos conduz aos estudos da sua origem. O leitor interessado neste tema já deve ter caminhado por várias estradas desta pesquisa.

Para nós, este significado da patologia é mais secundário que primário. Buscamos entender o significado da presença daquela criança que nos é trazida e receber dela sua própria história.

Não existe nenhum romantismo e nem anulação empírica. O significado secundário do autismo é aquele que nos atribui um lugar terapêutico, que busca estar sempre completo e atualizado dentro da ciência neurológica, psicomotora, psíquica, ortopédica, pediátrica e em todas que se envolvem com este quadro.

Tomamos o parâmetro definido como padrão para nos basear diante dos resultados apresentados.

A criança traz sua dificuldade e diante desta norteamos nosso trabalho.

Logo, por aqui passaremos velozes sobre estudos e pesquisas deixando uma bibliografia para seu aprofundamento, se desejar. Na internet, busquem por teses de doutorado e encontrarão também material de pesquisa recente. Não podemos nos esquecer de que este tema está em movimento constante no quesito investigação científica, e é pertinente que quem atua diretamente com ele não pare de buscar respostas.

A região do cérebro mais envolvida no autismo, a grosso modo, é a do tronco cerebral, por ser responsável por alguns dos sintomas que aparecem como principais características no distúrbio, como: a hipersensibilidade ao contato físico e aos sons muito altos, a falta de expressividade, os distúrbios do sono e outros.

Estas anomalias do tronco podem ser originadas apenas durante as fases de desenvolvimento do embrião, mais precisamente nos primeiros meses de vida.

Nasce daqui a hipótese de que os fatores genéticos são responsáveis por estas anomalias, em geral se referindo aos genes que desenvolvem o papel em primeiro plano na formação do tronco cerebral e que, logo depois, passam a ser inativos na fase da embriogênese. De fato, se um gene é ativo durante todo o percurso da vida, como ocorre com alguns, uma alteração da sua funcionalidade levará a problemas que se acentuarão com o crescimento. Se, ao contrário, um gene é ativo unicamente na fase do desenvolvimento pode determinar uma doença como autismo que se estabiliza na infância.

Em síntese, evidências conduzem para a conclusão de que o autismo seja causado por um desenvolvimento anormal que se inicia antes do nascimento, mas que mostra seus efeitos na parte da infância, onde se inicia o desenvolvimento da linguagem.

Seria então uma condição patológica que se desenvolve nos primeiros anos de vida, configurando-se como uma desordem heterogênea do desenvolvimento neurocognitivo. Na ausência de marcadores biológicos, vem sendo classificado através de critérios comportamentais.

Alguns importantes autores que abordaram esta temática ajudaram com seus trabalhos e pesquisas a construir hipóteses no âmbito da criança e da família:

- *Bruno Bettelheim*, em meados de 1944, abordou o tema autismo de maneira diferenciada. Para ele, o isolamento autístico representava a única possibilidade que a criança teria para escapar de um contato com um mundo que não lhe interessava e que lhe trazia impregnações negativas.

- Outros estudiosos, como *Frances Tustin,* denominavam o autismo por crianças "encapsuladas" e defendiam a hipótese de que o desenvolvimento psicológico havia sido paralisado durante a separação traumática do corpo da mãe.

- *Geneviève Haag* descreveu a utilização elaborada de uma "segunda pele", onde esta criança não precisava de ninguém, bastava-se em si mesma.

- Em uma linha cognitiva *Uta Frith* defendia o autismo como uma disfunção do processo central – uma falha neurológica que acarreta danos ao desenvolvimento cognitivo.

- *Eugene Bleuler* propõe a utilização do termo autismo para classificar o quadro de um isolamento infantil que se aproxima da esquizofrenia. Quando encontra na criança a presença de alguns sintomas diferenciados, usa o termo diferencial de autismo secundário.

- *Leo Kanner*, em meados de 1943, propõe o termo "autismo infantil precoce", como um diferencial para a esquizofrenia, marcando, então, sua existência desde o nascimento da criança.

Esta definição tem validade até os dias de hoje. Em um dos seus artigos deste mesmo período Kanner escreve:

"... podemos supor que essas crianças vieram ao mundo com a incapacidade inata de constituir biologicamente o contato afetivo habitual com as pessoas..."

Assim, tomando por base estas definições preliminares podemos afirmar que as características principais são de isolamento, de uma condição de vida própria e repetitiva, um desconhecimento do próprio corpo, que fica interiorizado como que revestido por uma carapaça onde a criança se protege do mundo exterior, negando-o. Surge daí a nominação de nosso projeto como: **Progetto Tartaruga**.

Na classificação francesa, o autismo se encontra dentro de um quadro psiquiátrico – psicose infantil e ainda, segundo Tendlarz, o autismo poderia ser considerado uma forma extrema de esquizofrenia infantil.

Para o DSM II, a partir de 1987, a classificação usada denomina distúrbio autista infantil e cria outros critérios distintos e diferenciais para distúrbios comportamentais.

Os cuidados com os critérios da avaliação devem ser muito fortes, porque, muitas vezes, encontramos o autismo com outras patologias associadas, mas dificilmente o encontramos associado a outras patologias.

Esta confusão diagnóstica traz falsas esperanças, frustrações ou desespero para os pais, que acabam perdidos diante de tantas testagens e opiniões.

CRITÉRIOS DIAGNÓSTICOS PARA O DISTÚRBIO DO AUTISMO SEGUNDO O DSM-IV

Alteração Qualitativa da Interação Social

- Grave alteração no comportamento e na comunicação verbal e não verbal.
- Incapacidade em estabelecer relações com os outros, de maneira adequada ao nível mental etário.
- Incapacidade em compartilhar interesses e momentos de prazer.
- Ausência de reciprocidade social ou emocional.

Alterações Quantitativas da Comunicação

- Ausência ou atraso da linguagem verbal. E, mesmo quando existe linguagem, uma forte alteração da capacidade de iniciar uma conversa e de mantê-la de forma regular.
- Uso repetitivo e estereotipado da conversação.
- Ausência de espontaneidade social adequada à idade.

Presença de Comportamentos, Interesses e Atividades Repetitivas, Restritas e Estereotipadas

- Foco exagerado sobre um único objeto – interesse restrito.
- Persistência em rituais e rotinas não funcionais.
- Maneirismos motores repetitivos.
- Preocupação persistente por determinadas partes dos objetos.

Dificuldades nos Distúrbios do Espectro Autista

A criança portadora de autismo apresenta características próprias e muito semelhantes umas das outras, que se transformam em dados condutores específicos para detectar o distúrbio.

- *Inabilidade nas relações com outras crianças ou adultos:* estas crianças não buscam parcerias, não demonstram a menor intenção em compartilhar e, muitas vezes, quando em grupos, reagem individualmente.

- *Hipersensibilidade ou escassa reação aos rumores:* nestes casos encontramos o diagnóstico errado de surdez profunda. Na maioria das vezes, estas crianças ou não correspondem aos estímulos sonoros, ou são hipersensíveis a qualquer barulho mais forte, como uma campainha, uma sirene.

- *Utilização inapropriada dos brinquedos:* significado e significante não fazem link nesta relação. O brinquedo toma um sentido próprio que lhe é atribuído sem nenhum comprometimento com sua função real.

- *Dificuldades em se adaptar às mudanças de rotina:* quando consegue criar uma rotina, a criança enxerga nesta uma segurança que não a deixa vulnerável e se adapta. Mudar isto pode causar reações muito fortes.

- *Risadas ou choro fora de contexto:* não fazendo conexões com aquilo que determinamos como situações engraçadas ou tristes, a criança responde a outras situações criadas por ela de forma descontrolada.

- *Ausência de consciência dos perigos:* este fator é muito importante, pois uma criança autista pode perfeitamente atravessar uma rua, linha de trem, se jogar de um muro alto, de uma janela, por não ter o senso do que pode ser o medo e também pelo baixo nível de dor.

- *Hiperatividade ou passividade:* pode apresentar um comportamento agitado, descontrolado, incansável, assim como escolher um canto e ficar nele, em silêncio, por horas.

- *Diante de propostas novas:* pode se deixar levar e, até mesmo, demonstrar interesse ou refutá-las veementemente.

- *Hipersensibilidade ou indiferença ao toque:* o simples fato de ser tocado por outra pessoa pode causar uma reação de incômodo e, em outros casos, pode aparentar que não existe ninguém ali.

- *Estranhas relações com alguns objetos:* fazem a escolha aleatória de um objeto e conectam-se a este de uma maneira inexplicável, como um objeto transacional.

- *Carência de direção objetiva no olhar:* nada prende atenção para seu olhar e, mesmo diante de um som absurpto, pode responder de maneira difusa.

- *Dificuldade no contato visual:* não responde a ele, não fixa, não faz leitura do olhar.

SÍNDROMES SIMILARES

Síndrome de Asperger

Esta síndrome também é denominada como psicopatia autística, transtorno esquizoide da infância ou autismo de alta funcionalidade. Sua maior incidência é no sexo masculino.

Os principais sintomas que uma criança com Asperger apresenta são:

- Dificuldade na interação social.
- Falta de empatia.
- Perseverança dos movimentos estereotipados.
- Dificuldades com mudanças.
- Interpretação literal da linguagem.
- Aquisição cognitiva de normal para alto.

Na vida adulta, poderá apresentar-se capaz de construir uma independência, porém manterá características diferenciadas, como:

- Falta de percepção para ironias ou gírias, maneirismos da fala.
- Expressões do olhar carregadas de significado não lhe dizem nada.
- Inadequação social, pelo fato de não ter censura ao falar parecendo grosseiro.
- Total incapacidade de negociar qualquer situação, se defendendo através de rotinas e rigidez no comportamento.
- Distúrbios paranoicos.
- Veste-se de forma confortável, sem seguir nenhum padrão de estética.
- Alimenta-se das mesmas coisas, sem necessidade de variação do sabor.
- Usa fala rebuscada e ecolalia.

Síndrome de Rett

Anomalia genética, com maior incidência no sexo feminino.

Esta síndrome vai causando desordens das funções motoras e intelectivas conforme o desenvolvimento da criança vai solicitando mais respostas.

Apresenta alterações neurológicas e pode vir a ser constatada microcefalia.

Distúrbios Degenerativos da Infância (DDI)

Apresenta desenvolvimento normal até aproximadamente 2 anos. Após esta fase, inicia uma perda gradativa das habilidades adquiridas, como a linguagem, a motricidade e o controle dos esfíncteres.

Síndrome de Angelmann

Síndrome genética caracterizada pelo grave retardo no desenvolvimento mental comprometendo a linguagem verbal. Em geral apresenta associado a quadro de epilepsia, ataxia, acessos de riso sem motivo e movimentos bruscos inesperados.

Todas estas síndromes descritas, até aproximadamente os dois anos, podem ser diagnosticadas erroneamente como autismo clássico, pela falta de conhecimento ou de exames específicos. A partir desta idade tomam rumos distintos por apresentarem sintomas diferenciados.

DIAGNÓSTICO DIFERENCIAL ENTRE SURDEZ PROFUNDA E AUTISMO

Este é um capítulo de muita relevância, já que, infelizmente, um dos erros mais frequentes é a confusão no diagnóstico entre estas duas patologias. Isto se deve ao fato de que, na maioria dos casos, as crianças apresentam respostas muito semelhantes diante de avaliações padronizadas.

O profissional que realiza exames específicos como, por exemplo, a audiometria, não pode se valer apenas do resultado teórico. Crianças com ambas as patologias responderão muito similarmente.

Uma avaliação mais detalhada é necessária. Existem sim, casos de crianças autistas portadoras de deficiência auditiva, mas uma criança surda não necessariamente é autista.

Casos com erros diagnósticos levam à indicação de protetização para um autista ouvinte, causando uma lesão orgânica pelo aumento de decibel. Sem contar com os danos emocionais, tendo em vista que o autista apresenta uma hipersensibilidade ao som.

Vamos então nos concentrar em tentar demonstrar a linha tênue, porém visível entre as duas patologias.

Comunicação e Linguagem

Tomaremos por base as fases e etapas do desenvolvimento comunicativo e linguístico padrão:

Comunicação pré-intencional (0-9 meses)

Vocalização do choro/lalação/atenção dividida.

Comunicação intencional (9-12 meses)

Compreensão da linguagem/gestos comunicativos com uso do indicativo e referências.

Primeira linguagem (12-20 meses)

Produção das primeiras palavras, desenvolvimento léxico, explosão do vocabulário.

Desenvolvimento morfossintático (20-36 meses)

Primeiras combinações de palavras/primeiras frases/primeira capacidade morfossintática.

Para que a comunicação e a linguagem ocorram de forma crescente, é necessário que exista uma atenção íntegra e presente, levando a criança para uma comunicação intencional.

Não podemos nos esquecer nunca de que a comunicação precede a linguagem, pois pode utilizar-se de outras ferramentas para ser bem-sucedida.

No caso do gesto indicador, a comunicação pode variar entre um pedido (de ajuda, da intervenção de um outro) ou de uma declaração (para algo que quer que seja notado).

Na presença de um adulto ou objeto, a criança promove uma alternância atenta ao que lhe interessa e a presença física de um outro.

A seguir alguns itens que nos facilitam o reconhecimento.

- Carência ou ausência de linguagem verbal:
    - *Autismo:* **sim**, como déficit primário. Temos a sensorial idade íntegra e déficit na simbolização.
    - *Surdez:* **sim**, como déficit secundário. Temos a sensorialidade deficitária e integridade na simbolização.

SIGNIFICADO DO AUTISMO

- Hipersensibilidade ou escassa reação aos rumores:
  - *Autismo:* **sim**, falta a integração sensorial e apresenta reações incoerentes aos estímulos sonoros.
  - *Surdez:* **sim**, por déficit sensorial e apresenta reações coerentes em um limiar auditivo.

- Carência no olhar e no contato visual:
  - *Autismo:* **sim**, evita de forma intencional o outro. Observa-se também o mesmo comportamento diante da tentativa de uma produção gestual ou verbal.
  - *Surdez:* **sim**, pela impossibilidade de ser atingido pela voz do outro. No entanto, quando colocado em contato com o campo visual, interage.

- Diante do som, da voz, da solicitação:
  - *Autismo:* **não** corresponde a nenhum destes efeitos por falta da integração sensorial.
  - *Surdez:* **não** corresponde a nenhum destes efeitos pelo déficit da integração sensorial.

Interação Social

Para que haja interação social, é preciso, evidentemente, que se reconheça a si mesmo como parte do processo. Isso se dá de modo paralelo a compreensão do outro e a de si mesmo, como em uma composição equilibrada que possibilitará a passagem para a socialização.

Existem alguns fenômenos que são considerados importantes para a compreensão das emoções:

- *Referência social:* capacidade de se valer das emoções dos outros para orientar o próprio comportamento. Esta referência social tem caráter seletivo, principalmente quando se referem a pessoas importantes (pai/mãe) que se tornam modelos para a formação contextual das emoções.

- *Comportamento empático:* são processos de ressonância emotiva através dos quais se compreende o que os outros sentem. Possibilita uma passagem do contato emocional para comportamentos de solicitação de ajuda e consolo.

Diferenças:

- Inabilidade em se relacionar com outras crianças ou adultos:
  - *Autismo:* **sim**, falta da percepção do outro. Apresenta dificuldades em todos os contextos com déficit de contato ocular, expressão facial das emoções e na atenção partilhada.
  - *Surdez:* **não**, a limitação está baseada no tipo de estímulo ambiental. Não apresenta dificuldade em um contexto não verbal.

- Risadas ou choro inapropriados – fora de contexto:
  - *Autismo:* **sim**, falta de autorregulação afetiva e emocional. Quase sempre ininteligível.
  - *Surdez:* **sim**, falta de informação adequada à determinada parte do ambiente. Quase sempre inteligível.

- Hiperatividade ou passividade:
  - *Autismo:* **sim**, falta de autorregulação. Nem sempre é fácil conter estes comportamentos.
  - *Surdez:* **sim**, como mecanismo de compensação sensorial. Mais fácil de conter e adequar.

Interesses e Jogos

Os objetos se integram a vida das crianças como parte ativa das mesmas. Através dos jogos corporais, gráficos, brinquedos educativos ou simplesmente brincadeiras de atividades, é que podemos reconhecer o quanto à criança consegue representar suas vivências cheias da compreensão dos modelos percebidos e, assim, adquiridos. O desenvolvimento através desta premissa nos assegura a integridade perceptiva da criança.

- Ligações estranhas com objetos:
  - *Autismo:* **sim**, liga-se a um objeto escolhido dando a este um significado próprio e permanece na mesma situação por longo tempo. Déficit de coerência central.
  - *Surdez:* **não**, o objeto é transitório e tem significado ligado ao significante. Capacidade de escolha.

- Utilização inapropriada dos brinquedos:
  - *Autismo:* **sim**, apresenta déficit na capacidade de análise global de um estímulo. Jogos são estereotipados.
  - *Surdez:* **não**, apresenta a capacidade representativa para o objeto. Os jogos têm aspectos funcionais e simbólicos.

CONCLUSÃO

No autismo, todos os aparelhos da comunicação parecem funcionar para colocar a criança distante do mundo. Na surdez, todos os aparelhos de comunicação são ferramentas para a criança ter acesso a este encontro com o mundo externo.

SINTOMATOLOGIA NO AUTISMO

CAPÍTULO II

Encontramos competências diferentes de acordo com o grau dos sintomas apresentados. A linha de variação pode ir do leve ao severo, com um traçado de possibilidades entre os dois pontos. Diferenças quantitativas e qualitativas demonstram possibilidades distintas entre os extremos, fazendo-nos refletir sobre as categorias diagnosticadas.

Relevamos aqui o grau de importância de sabermos esclarecidamente reconhecer estes níveis, porque tudo que virá na relação de oferta e trabalho para com esta criança depende desta nivelação.

INCAPACIDADES PRESENTES NAS CRIANÇAS

- De se organizar e se adaptar a situações novas.
- Demonstrar algo através de atividades simbólicas.
- Ter consciência de si mesmo.
- Ter referência do outro.
- Comunicar-se.
- Comportamentos afetivos espontâneos.
- Ter estórias elaboradas para relato.

Algumas causas sintomatológicas podem também ser evidenciadas, como as ambientais e a exposição a medicamentos durante a vida intrauterina.

COMPORTAMENTOS AUTÍSTICOS NAS DIVERSAS ÁREAS FUNCIONAIS

Sensorial

O sistema sensorial é ligado ao funcionamento dos órgãos dos sentidos. A sensação é a capacidade do sujeito de sentir a si mesmo e ao seu corpo. As crianças autistas apresentam problemas nesta correlação entre o cérebro e os cinco órgãos sensoriais dos quais parte esta ativação.

Percepção

Faculdade de integrar diversas sensações, que vêm do mundo externo ou interno, e de as relacionarem com dados já existentes para, então, definirem seu significado. No autismo, este *link* entre significado e significante é muito complicado, o que explica estas crianças não demonstrarem interesses difusos com frequência.

Atenção

A fase principal em qualquer processo de atenção é o foco, a determinação em fixar-se em algo para compreendê-lo. A criança autista não tem o menor desejo de apreender nada, ela pode sim aprender e automatizar, mas durante longo período pode passar sem se interessar especificamente por algo.

Emoção

Reação intensa de afetividade. As crianças autistas geralmente exprimem suas emoções de maneira inadequada e com modalidades incompreensíveis ao outro. Não utilizando expressões faciais. Aceitam sim o toque daqueles em que confiam, mas não demonstram afetividade. Quando em grau mais leve o fazem, não perdura por longo tempo.

MODELO DE ATUAÇÃO CLÍNICA DO
PROGETTO TARTARUGA

Com noções mais bem situadas sobre a patologia autismo, sabendo, então, ao menos, diferenciá-la de outras similares e isolá-la em suas características, podemos avançar para o que seria mesmo o passo posterior: a busca de um procedimento terapêutico que abra uma nova possibilidade para a interação desta criança com seu universo social.

Esta é uma questão, que consideramos grave e séria. Para onde ir? Quem buscar?

Quando nos deparamos com uma síndrome, uma doença, uma situação diferente em nossas vidas, em um primeiro momento nos sentimos perdidos e buscamos entender como ou por que "**isso**"aconteceu conosco?

Onde erramos? Erramos? De qual família provém o *"defeito"*?

Nas questões relativas à saúde, estas reações são muito frequentes, como sair em busca de ajuda por indicação de amigos, médicos conhecidos e, até mesmo, usando a ferramenta da internet.

Mas, como avaliar se o que nos está sendo ofertado é realmente aquilo que a criança em foco necessita?

Por serem crianças, muitas vezes com comportamentos difíceis, a contenção através de medicamentos é prescrita como a única forma de manter uma conduta próxima ao aceitável socialmente.

Outros métodos de condicionamento também servem a este propósito e tornam-se potencialmente adestradores.

O que de mais sensato se deve tomar como caminho inicial é verificar sempre os resultados anteriores do método proposto como terapêutico, a idoneidade dos profissionais envolvidos e questionar tudo, até que se possa compreender e concordar com a linha a qual estará submetendo sua criança.

A confiança e a interação com os profissionais é o que trará alto percentual de sucesso ao tratamento.

O modelo que será apresentado a seguir toma por base um trabalho com 10 anos de registros padronizados e comprovados, estatísticas apuradas e comparadas e o retorno real de nossas crianças, esse sim é a melhor declaração de resultados.

Não será o único e nem o de sucesso absoluto, mas, seguramente, a linha adotada e descrita aqui poderá auxiliar aos pais e novos profissionais a traçarem suas escolhas com base em um trabalho comprovadamente sério, que investe no potencial humano.

ATENDIMENTO PROTOCOLAR

São condições básicas para que toda nossa engrenagem possa funcionar:

- Observação e avaliação do comportamento da criança em modalidades formal e informal.
- Na abordagem formal, todos os registros são protocolados respeitando as respostas reais.
- Apoio aos pais – atendimento ao casal, participação em grupos distintos para pais e mães e acompanhamento individual, se necessário.
- Observação e orientação habitacional.
- Orientação escolar.
- Contato com profissionais de outras áreas que atendam esta criança.

- Terapias integradas com papel coadjuvante no trabalho de base da própria equipe.
- Reuniões periódicas sobre cada criança.
- Reavaliação em períodos pré-estabelecidos.

ÁREAS DE PESQUISA

Realizar uma apreciação infantil em toda sua dinâmica exige um forte embasamento científico para que nosso olhar não perca detalhes que possam fortalecer o diagnóstico.

A segurança e a capacitação nas áreas que envolvem diretamente a avaliação e terapêutica são condições para a formação do profissional. Além de poder contar com os profissionais de áreas afins, acreditamos que não adianta um bom laudo, se o terapeuta envolvido não tiver a capacidade de entendê-lo em sua dimensão.

Principais fontes de auxílio:

- Aspectos neurológicos.
- Aspectos da comunicação verbal e não verbal.
- Atividades simbólicas.
- Nível intelectual.
- Funções primárias.
- Afetividade.
- Aspectos cognitivo, afetivo, social.
- Oromiofacial, desenvolvimento motor, psicomotor e neurossensorial.

AVALIAÇÃO E TRATAMENTO

Para todas as crianças inseridas no projeto, é previsto um percurso terapêutico personalizado, seguido de um atento estudo individualizado a cada etapa, o que permite uma avaliação através de instrumentos pré-determinados e codificados como os testes: ADOS-G, CARS e LEITTER.

Outra etapa é a observação da criança em várias situações para uma avaliação dos campos de desenvolvimento cognitivo, linguístico, expressivo e receptivo; capacidade de organização e adaptação; jogos funcionais e simbólicos; grafismo; utilização do indicador; desenvolvimentos psicomotor, emotivo e social; compreensão dos estados mentais e emotivos; o conhecimento de si mesmo e as percepções acústicas.

Por mantermos um padrão reconhecido de qualidade diagnóstico, recebemos muitas crianças de outros lugares para avaliação neuropsicológica e psicodiagnóstica apenas para serem avaliadas e retornarem ao seu país ou cidade de origem. Isso nos permite manter a área de pesquisa muito ativa e comparativa pelos dados colhidos sem interrupção.

A avaliação da criança tem início, após a anamnese e alguns encontros com os pais, e se mantém interligada a estas relações até o final, compondo uma tríade de trabalho conjunto: criança, equipe e família.

No meio deste vértice relacional e após as definições de um diagnóstico classificatório, segundo DSMV-IV/ICD-10, nossa abordagem psicodinâmica nos encaminha também para uma narrativa individual plena de significado.

Cercados não apenas por um número valioso de dados concretos, completamo-los através de um estudo atento dos aspectos inconscientes que portam as respostas emocionais, a vivência interna da criança e dos pais (emoções, afetos, fantasias, temores e preocupações latentes) ao significado e ao impacto dos sintomas relacionados com a criança, seu desenvolvimento e seu ambiente familiar.

Compreender que as estereotipias da criança veiculam um significado ou ao menos um sentido, e que muitos comportamentos aparentemente insignificantes manifestam algum fundamento social que a ajuda a se proteger do meio externo, permite, por exemplo, uma aproximação do seu mundo interno e pode vir a ser um consentimento para um começo de um processo de sintonia aberto exatamente pela sua parte deficitária.

Deste modo, os dados colhidos através dos diagnósticos padronizados serão comparados e acrescidos de toda esta observação psicodinâmica, para, então, poder-se estabelecer uma linha terapêutica individualizada para a criança.

Protocolos de avaliação:

AUTISM DIAGNOSTIC OBSERVATION SHEDULE-GENERIC (ADOS–G)

Com base na observação dos comportamentos da criança durante atividades semiestruturadas.

Permite avaliar as respostas da criança diante de situações de estimulação e determinar sua competência nas áreas de interação social e comunicação, a capacidade de utilizar os objetos de modo funcional e simbólico e a presença de estereotipias e interesses restritos.

O teste é estruturado em quatro módulos que compartilham da mesma estrutura, mas que são adequados a um diferente nível de linguagem expressivo, que vai da ausência até a fluência verbal. A administração de cada módulo necessita de, aproximadamente, 30-45 minutos e se adequa a idade cronológica a ser observada. Para cada resposta, atribui-se uma pontuação, que permite a classificação da criança como sujeito dentro do quadro autístico ou do espectro autístico.

A aplicação do teste é feita na presença de um responsável, proporcionando assim maior conforto para a criança.

Ressaltamos que, para iniciar o processo de avaliação quantitativa, esta criança já foi inserida no ambiente clínico de modo a se familiarizar com o local e com os terapeutas, participando de atividades lúdicas.

Esta modalidade de criar primeiro um ambiente relaxante para a criança nos assegura uma avaliação muito mais perto do que ela pode oferecer, pois não está receosa e nem acuada.

Vamos nos lembrar de que, nós adultos, diante de situações de avaliação (concurso, entrevista de emprego) podemos apresentar sintomatologia diferente do comportamento habitual como sudorese, dor de barriga, "brancos".

Uma criança também não reage de modo confortável ao sentir-se avaliada e uma criança autista oferece pouco como resposta nestas situações, portanto quanto mais confortável ela se encontre, melhores os potenciais de resposta.

O ADOS é composto de diversos jogos que servem para pesquisar as 10 áreas nas quais o teste se subdivide: jogo livre, resposta ao nome, resposta a atenção compartilhada, antecipação de rotina com objetos, jogo da bola de sabão, sorriso social de resposta, imitação funcional simbólica, festa de aniversário, antecipação de rotina social e *flashs*.

CHILDHOOD AUTISM RATING SCALE (CARS)

Com base na capacidade de respostas em diversas categorias e que nos possibilita uma pontuação de 1 a 4 correspondendo a observação de comportamentos adequados a gravemente anormais.

As categorias são: relações sociais, imitação, resposta emotiva, visual, auditiva, gustativa, olfativa e tátil, uso do corpo e dos objetos, adaptação às mudanças propostas, medos e apreensões, comunicação verbal e não verbal, níveis de atividades de resposta intelectuais, homogeneidade dos comportamentos intelectivos.

Depois desta avaliação e pontuação, torna-se possível determinar uma condição do autismo leve ou moderado pela pontuação entre 30/36,5 e do autismo severo para pontuação maior que 37.

Um olhar interessante, diante desta testagem, é o movimento da criança no espaço e sua forma de interagir com os objetos e com os terapeutas.

INTERNATIONAL PERFORMANCE SCALE-REVISED (LEITER-R)

Teste de avaliação da capacidade intelectiva não verbal, memória e atenção. Pode ser administrado na faixa etária que se encontra entre 2 e 21 anos, pois foi desenvolvido para avaliação do QI em sujeitos que não possam ser submetidos às tradicionais escalas de inteligência (pessoas com déficit auditivo, motor, déficit de aprendizagem e atenção).

É um instrumento muito importante porque, além de medir o coeficiente intelectivo, ressalta a inteligência fluida, ou seja, aquela inteligência que não é impregnada de influências culturais, sociais e educativas.

Divide-se em duas baterias:

- *Visualização/raciocínio e atenção/memória:* constituídas de 10 subtestes que medem a capacidade cognitiva não verbal ligada a visual, as habilidades espaciais e o raciocínio. As duas baterias podem ser administradas separadamente ou em conjunto, dependendo da idade dos examinados.

O interessante é que estas baterias oferecem quatro escalas de nivelamento para os pais, examinadores, professores e autoavaliação. Isso dá uma multivisão sobre a criança e as dificuldades que parecem simples.

LAUSANNE TRILOGUE PLAY (LTPC) – DYADIC ADJUSTMENT SCALE (DAS) – PARENTING STRESS INDEX (PSI-SF)

São protocolos que avaliam a coordenação familiar como um todo: o casal e a relação pais/filho.

Através de entrevistas semiestruturadas, pode-se colher informações importantes para compor a linha de atuação. Principalmente no LTPC onde as relações da trilogia familiar proporcionam uma ótica de espontaneidade inúmeras vezes muito diferente do discurso apresentado.

AVALIAÇÃO ESPONTÂNEA

Utilizamos também este olhar treinado sobre as várias atividades propostas à criança ou pela criança e compomos um rico material.

São previstas duas avaliações durante o período de 1 ano dentro do projeto.

Os resultados dos testes padronizados e das observações são traduzidos em parâmetros didáticos compreensíveis e utilizados inclusive para apoio no contexto escolar.

A modalidade de observação e diagnóstico do *Progetto Tartaruga* consente, portanto, em não só avaliar a inabilidade da criança, mas também os pontos de força e potencialidade que a caracterizam em todo seu contexto familiar e social, pesquisa essa essencial para que possamos nos mover naquela que segundo Vygotsky, representa a "zona de desenvolvimento proximal".

Para iniciar qualquer intervenção junto ao distúrbio autístico, deve-se ter em mente que o profissional deverá estar munido de um olhar amplo em seu conhecimento pela patologia e por todas as nuances que a possam mascarar.

Não basta ter uma especialidade que o autorize a trabalhar com esta criança. É necessário que tenha amplo conhecimento sobre as exigências daquela criança em um perfil global e individual.

Assim, poderá, então, acessar as ferramentas corretas que darão base para o sucesso de todo um procedimento terapêutico, que é muito mais complexo do que pode parecer em um primeiro momento.

Neste próximo segmento será descrito, como se efetua passo a passo a linha de atuação e de pesquisa acima referidas.

Cada fase tem dupla função encadeadora: complementar a anterior e direcionar a posterior.

De que modo? Mesmo seguindo uma bateria protocolada, desde o primeiro contato buscamos individualizar a criança em seu histórico clínico, familiar e social.

Avaliação não pode significar trabalho em série.

Não existem números ou códigos, existem crianças que trazem consigo marcas funcionais que necessitam reconhecimento para serem então abordadas.

Não pensamos em usar a palavra "curada", não se trata de curar quando se fala de uma síndrome, e sim de amenizar os efeitos e, dentro de cada possibilidade, proporcionar um conforto, uma harmonia ao corpo e ao desempenho socioafetivo da criança.

Reforçando, todas as etapas são relevantes e, portanto, nenhuma pode ser pulada ou substituída.

ROTEIRO DE AVALIAÇÃO

Encontro com os Pais

Sabemos que estes pais estão fragilizados e ansiosos, expondo e pedindo ajuda para lidar com algo que desconhecem e que lhes pertence.

O filho esperado e desejado está sempre no lugar da fantasia de uma continuidade. Trata-se de um herdeiro genético que receberá tudo aquilo, que os pais imaginam poder transmitir.

Estes, na maioria das vezes, estão em uma posição delicada e impotente. Sem nenhum preparo para receber este filho especial.

Ninguém deseja um filho doente, com necessidades especiais! Não é perfeição que os pais buscam, mas um filho no qual reconheçam suas próprias identidades.

Ao se depararem com uma criança que não corresponde a padrões do desenvolvimento normal, estes pais reconhecem sua inabilidade e despreparo e iniciam sua maratona em busca de ajuda.

Nesta fase, precisam não somente de orientação, mas também de acolhimento para eles mesmos.

É muito importante liberá-los da culpa que acabam instalando em si mesmos e os fazer compreender o que estão falando e buscando. Na maioria das vezes, nem eles sabem.

Então, nada de perguntas protocolares. Este é o momento do acolhimento, de uma escuta criteriosa, de permitir o desabafo, de fazer algumas pontuações que sejam ao mesmo tempo esclarecedoras e afetivas.

Proporcionar para estes pais o retorno da confiança perdida.

É muito importante que este encontro sirva para tirar as dúvidas iniciais, muitas surgirão no decorrer dos procedimentos, mas é condição satisfatória que eles saiam mais bem informados e esclarecidos do que quando entraram.

Mostrar o material que será aplicado, explicando os objetivos de cada bateria de testes, falando das etapas e da necessidade de dominar as expectativas, que só servem senão para atrapalhar.

Anamnese

Neste segundo encontro, iniciamos o preenchimento deste questionário amplo, contendo informações desde a vida anterior ao nascimento, como a gestação e o parto, até a história atual e passando por todas as etapas: da alimentação, desenvolvimento psicomotor, fala, esfíncteres, sono, relações familiares etc.

Chamamos a atenção para que não seja usada uma anamnese padronizada para patologias em geral. O autismo requer perguntas mais direcionadas.

Um dado relevante para o profissional e muito pouco difundido para os ainda estudantes é o conhecimento profundo sobre cada pergunta e suas respostas. Não faz o menor sentido anotações mecanizadas sobre sono ou outro item sem saber como correlacioná-las com o autismo.

É condição primordial ter conhecimento, como já foi pontuado anteriormente, sobre a patologia investigada, para poder interpretar os dados colhidos e correlacioná-los direta ou indiretamente.

A proposta então é transformar este contato em um momento o mais tranquilo possível.

Falar sobre este desenvolvimento fragiliza os pais, que ao relatarem o solicitado vão tentando recordar detalhes e encontrar uma explicação, o fio da meada que possa ter desencadeado esta síndrome.

Parecem acreditar que se conseguirem encontrar a marca inicial poderão então reverter toda a situação. Falar destes detalhes os fazem constatar que não se deram conta que havia algo errado até uma determinada idade, o que é absolutamente normal, mas faz com que uma culpa se instale em ambos.

Os autistas ainda têm que carregar o estigma de "terem se transformado em autistas" após serem "normais".

Isso porque não apresentam características para os pais que os façam pensar em alguma doença. A criança fica quieta em seu berço por horas, não pede colo e tem funções viscerais normais.

Tudo que vem em mente é que era uma criança tranquila, "boazinha". O fato de não gostar do aconchego do colo ou de se mostrar irritadiça na manipulação não denuncia nada para os pais.

Muitas vezes nem os pediatras reparam em algo. Apenas quando as exigências do desenvolvimento começam a despontar, é que algo evidencia-se como fora do lugar.

Encerrar esta etapa de forma completa é fundamental para os próximos passos.

Após este encontro, releia todo o protocolo, clareie suas anotações e verifique se compreendeu o que lhe foi transmitido. Qualquer vazio que tenha ficado ou algo não claro, telefone, converse ou no próximo encontro tire suas dúvidas.

Não existe espaço pra "achismos" em um processo terapêutico sério.

Encontro com a Criança

Recordando um detalhe que pode ser facilmente esquecido: crianças autistas não se adaptam a ambientes novos e não gostam de se relacionar com desconhecidos.

Dando ênfase a este ponto, sabemos que a avaliação não será em nada facilitada. Mas, um profissional seguro daquilo que está aplicando pode operar de várias formas para chegar a uma correspondência de resposta adequada a sua avaliação.

Assim, muitas vezes, o prazo destes encontros poderá estender-se um pouco mais do que o pré-estipulado. Acontecerá de um dia a criança estar mais arisca e simplesmente não estabelecer nenhum contato. A sessão de avaliação deverá ser a mais bem aproveitada. Todas as avaliações, mesmo seguindo escalas protocolares, ocorrem de maneira lúdica, informal. Os olhos e a atenção do terapeuta e do observador (segunda pessoa na sala) juntos traduzirão a apresentação do quadro da criança.

Algumas permitem um contato maior, dependendo do grau da patologia, assim, cada avaliação se dá de forma diferente e, por isso, lembramos aqui a importância do terapeuta ser muito seguro e bem preparado teoricamente para aplicar e interpretar o resultado de forma correta, sem impressões transferenciais.

Os profissionais da equipe-base envolvidos nesta etapa são: psicomotricistas, psicólogos, psicopedadogos, neurologista e fonoaudiólogos.

São pesquisados:

- Perfil diagnóstico através de instrumentos pré-estabelecidos.
- Avaliação do desenvolvimento cognitivo e linguístico.
- Avaliação do nível intelectivo.
- Capacidade organizativa e adaptativa.
- Grafismo.
- Jogos funcionais e simbólicos.
- Linguagem expressiva e receptiva.
- Desenvolvimento psicomotor, social e emocional.
- Perfil comportamental – estereotipias e interesses.
- Compreensão verbal e não verbal.

Para cada item o foco deverá estar direcionado para:

- Diferenciar as diversas gravidades do distúrbio para poder criar um plano individualizado.

- Saber reconhecer e aproveitar todos os aspectos do desenvolvimento para promover um plano terapêutico adequado, objetivando trabalhar na área do desenvolvimento mais próxima à possibilidade ofertada pela criança.

Dados dos outros Profissionais Envolvidos com a Criança

Uma criança com autismo passou ou deverá passar por profissionais que ajudem a fechar o quadro diagnóstico presente. Geralmente temos o neuropsiquiatra ou neurologista infantil, que é um profissional muito importante para os casos de síndromes. Será ele quem nos dará toda a visão das funções cerebrais preservadas e sintomatologias associadas. As crianças autistas, em grande percentual, apresentam epilepsia como quadro associado. Outros pareceres que devem compor o dossiê virão do: pediatra, oftamologista, odontologista, otorrinolaringologista e ortopedista.

A reunião destes dados ilustrará o quadro neurofuncional e tornará ainda mais preciso o trabalho a ser elaborado para a mesma.

No último ano, o projeto vem desenvolvendo, junto aos pediatras, um trabalho de base para estimular o reconhecimento diferenciado do quadro autístico. Esta parceria já proporcionou resultados positivos para uma intervenção precoce.

Reunião Inicial de Equipe

Seguindo todos os passos da avaliação, a equipe reunida começa a montar o quebra-cabeça para obter um diagnóstico conceitual – grau do autismo/condições gerais físicas e orgânicas e potencialidade residual.

Toda a conduta a ser traçada tomará por base os resultados da tríade acima citada.

Reuniões de Devolução/Proposta Terapêutica

Após fechar o caso com dados protocolares que virão a servir para medição posterior, dados clínicos e avaliação ampla, pode-se então elaborar, com segurança, uma linha de conduta terapêutica.

Convidar então os pais para que tomem conhecimento de todos os resultados colhidos, colocando-os diante de um perfil atual da criança e de todas as suas possibilidades de desenvolvimento e adaptação ao mundo externo.

Deve-se estar atento para não criar falsas expectativas para estes pais que já as têm em dose geralmente bastante elevada.

O importante é tornar compreensível todo o trabalho proposto. As modalidades terapêuticas, os objetivos principais e as metas que serão utilizadas devem ser explicados e relacionados com as necessidades da criança.

O atendimento aos pais, incluído em todo o período em que a criança permanecer em terapia, comporá uma parcela do processo de uma importância fundamental, não podendo ser opcional.

Terapia

Para todas as crianças inseridas no projeto, é previsto um percurso terapêutico personalizado, seguido de um atento estudo individualizado, uma avaliação através de instrumentos pré-determinados e codificados como os testes: ADOS-G, CARS e LEITTER, fechamento e, então, composição adequada de uma conduta terapêutica.

Os profissionais que formam a equipe para o atendimento terapêutico no autismo, como já foi bastante reforçado anteriormente, devem estar bem embasados não só de modo teórico na patologia, mas também cientes e aptos para reconhecer as nuances que poderão vir a surgir.

Parece muita coisa? Ainda não é tudo.

Para ter base sólida e coerente, deve-se tomar como princípio:

- Não existe tratamento em série, cada criança traz sua história.
- Não pode existir isolamento terapêutico, trabalho em equipe não separa, e sim soma.
- Não é permitido tomar como verdade os "achismos". Se tem uma intuição a transforme em algo paupável, investigue e estude!

Esta criança, para chegar à fase terapêutica, já foi avaliada, já teve seu quadro global estudado com os profissionais que a atendem em outras áreas e sua família já está inserida.

Já é, portanto, uma velha conhecida da equipe e agora o local, que antes era algo novo e a fazia ter algum tipo de afastamento, tornou-se mais um ambiente frequente em sua rotina.

Neste momento, aquilo que não era facilitado ficou mais harmônico. Todos se conhecem, e o trabalho flui com naturalidade.

As crianças gostam de conviver umas com as outras, e isso as enriquece, mesmo que timidamente em pequenas trocas iniciais.

O trabalho em pequenos grupos é fundamental para estimular o convívio e confrontar situações cotidianas de tempo, perdas, ganhos, competições, espera, ceder e tudo que é referência para a vida em sociedade.

O atendimento individual terá objetivos específicos pedagógicos, fonoaudiológicos e osteopráxicos.

Algumas crianças demoram muito tempo para responder as investidas terapêuticas, outras surpreendem e aceleram seu desenvolvimento. E existem, ainda, aquelas que oferecem microrrespostas ou nada por bom tempo.

Bem, nada já não existe, pois se estão ali, algo pode estar mudando dentro delas, nós é que muitas vezes demoramos a ser informados.

Como recurso principal do processo terapêutico, lançamos mão exatamente daquilo que a criança autista não traz de forma natural: a utilização do seu corpo.

Este certamente é o alicerce para criar um mecanismo desencadeador de um acesso à criança.

Se conseguirmos proporcionar um melhor ajuste dentro do seu próprio corpo e apresentar um novo caminho de possibilidades na utilização do mesmo, podemos estar certos de que a terapia já obteve seu primeiro sucesso.

Uma investida psicoterapêutica que não contemple a utilização do corpo não consegue, sobretudo nos casos mais graves, colocar juntas as partes que, por conta da falta de sincronismo inicial, não conseguem se integrar e, assim, não podem ser evocadas através da palavra.

Exatamente por este motivo que, na investida psicoterapêutica com a criança autista, privilegiamos as dimensões corporais em um *setting* no qual a principal característica do terapeuta é aquela de utilizar uma mente simbólica em grau de dar ou restituir sentido a um corpo que se encontra desmontado sensorialmente e que arrisca se manter encaixado em um bloco de matéria corpórea.

Com base na necessidade da criança, a psicoterapia se conduz individualmente ou em grupo para fornecer contextos diferenciados, porém com a mesma metodologia.

Em ambas as propostas, trata-se de um terapeuta que, partindo dos elementos presentes, utiliza a situação proposta para inserir ações, reações que conectem este corpo ao contexto.

Deixar a criança confortável é fazê-la relaxar!

Relaxá-la é deixá-la confiante!

Confiança a deixa pronta para tentar!

Uma das primeiras importantes noções que devemos ter sobre o corpo desta criança: ***ele é ignorado pela mesma!***

AVALIAÇÃO E TRATAMENTO

Sendo assim, somente através de um processo de (re)constituição deste corpo fragmentado é que poderemos começar a construir uma pessoa.

O "eu" destas crianças não se apresenta quando convocado, ele não se reconhece.

As questões são sempre as mesmas no que se refere ao corpo autístico:

"Onde ele está? Para que serve? Como deixá-lo confortável para se exprimir?"

Estamos diante do grande desafio, descobri-lo e possibilitar que se apresente.

Inserir na construção de uma relação com a criança outra abordagem de acesso ao seu corpo agiliza uma relação com o mesmo.

Dentro do *Progetto Tartaruga*, utilizamos alguns destes recursos como, por exemplo, o TAA (Terapia Assistida com Animais). Esta modalidade pode parecer um pouco ameaçadora no início, mas vai apresentando para a criança outra dimensão relacional, um reconhecimento de limites e controle dos impulsos diante do contato com animais, criando uma autonomia e um novo sentido de atenção e curiosidade.

A ligação que se cria entre a criança, os terapeutas do TAA e os animais é espontânea e flexível, mas, ao mesmo tempo, também programada.

Outra modalidade inserida no Projeto é o contato com a água, geralmente muito desejada pelas crianças pela sua característica de fluidez que acaricia o corpo. Esta possibilidade de terapia consente ao terapeuta uma contenção importante dos níveis de excitação e um trabalho de equilíbrio das tensões corporais, que se relaxam no contato com a água da piscina.

A facilidade com que as crianças aceitam o trabalho na água nos faz refletir sobre esta diminuição das defesas quando em situação de prazer corporal.

Outra modalidade são as massagens corporais pediátrica e osteopática que focam as tensões e que preveem um novo tipo de aproximação dos pais com o corpo do filho.

No caso da massagem, o objetivo é um contato relacional que proporcione um alívio tensional para ambos. No caso da osteopatia, os pais assistem e aprendem a reconhecer pontos de tensão e percebem na sessão o resultado geral do estado da criança quando permite ser tocada.

Profissionais que Atuarão na Rotina

Toda a equipe tem como único objetivo atender aquela criança e família de forma a ser parte ativa no desenvolvimento da potencialidade a ser estimulada.

Portanto, o discurso deve estar afinado e homogêneo, por isso as reuniões são periódicas e importantes. A vaidade pessoal está em fazer o coletivo funcionar em prol do paciente.

Quem brilha é a terapia e não o terapeuta!

Tendo em pauta que a concepção do indivíduo é dinâmica e complexa, o objetivo terapêutico é o de motivar a criança a se comunicar, respeitando suas defesas e lhe dando suporte cognitivo e afetivo para que ela possa se arriscar nesta nova possibilidade de existência.

Cada qual, além da sua formação acadêmica, deverá ser especialista em autismo e treinado dentro dos moldes utilizados pela equipe para atendimento.

O que queremos com isso? Padronizar pessoas?

Não! Queremos que nossos discursos se complementem, que, falando a mesma língua, acreditemos nela e tenhamos como prioridade a criança. É fundamental que cada qual saiba reconhecer o trabalho do outro e possa atuar de forma contínua.

Somos diferentes, alguns mais afetivos, outros mais práticos, uns com olhar mais filosófico, outros com olhar estatístico, mas, fundamentalmente, encontramo-nos através de um discurso coeso e devemos exercer o respeito e a confiança uns com os outros.

A criança autista precisa desta sensação de unificação, pois ela é a própria fragmentação. Se ela não sentir que qualquer um dos que lidam com ela mantém a mesma abordagem, ela perde-se de novo em si mesma e cada vez mais suas chances de construção diminuem.

Traçados os objetivos a curto e longo prazo, os profissionais que atuarão com a criança, o número de sessões necessárias para cada um de acordo com o caso avaliado, pode-se então dar início à terapia.

Uma coisa importante é que conhecendo todos os profissionais da equipe, quando existe o rodízio, as crianças não estranham.

Esta proposta de rodízio tem por objetivo mudar o olhar sobre a criança, tirar o olhar viciado e permitir que outro terapeuta possa notar o que vem mudando com ela, pois não a vê todo dia.

Isso permite uma constante reavaliação sobre a abordagem que está sendo aplicada e seus resultados.

Terapeutas devem ser **Socrateanos:** *"Só sei que nada sei"*. Pois o saber absoluto provoca esvaziamento do contato com a aquisição do novo. Nossa função é a de proporcionar as ferramentas para o sucesso do paciente, os ensinamos a usá-las conforme suas necessidades e, muitas vezes, devemos trocá-las por novas, para que o movimento possa continuar a crescer.

ATENDIMENTOS COMPLEMENTARES DIRETOS E INDIRETOS

CAPÍTULO V

ATENDIMENTO COMPLEMENTAR DIRETO

Atendimento aos Pais

Apesar destes pais estarem envolvidos em todas as fases do processo terapêutico do filho, existem, no projeto, intervenções que são exclusivamente direcionadas para eles, com objetivo de tornar mais fácil esta relação com o filho e, sobretudo, de acolhê-los emocionalmente.

Utilizamos atendimentos individuais, em grupos e em grupos separados (pais/mães).

O grupos de pais e mães demonstraram ser os de melhor resultado, pois compartilhar experiências masculinas e femininas neste universo que envolve frustrações os fazem perceber que não estão sozinhos e uns ajudam os outros em várias situações cotidianas e, na maior parte das vezes, os grupos tornam-se divertidos com as histórias relatadas e as saídas encontradas.

Lembramos que estes encontros não são opcionais e que o não comparecimento, no caso do nosso projeto, pode retirar a criança do tratamento.

Atendimento Escolar

O terapeuta designado para esta função tem formação em pedagogia, psicopedagogia e será o responsável pela visitação à escola de cada criança, para orientar os professores sobre quais seriam as possibilidades reais de aprendizagem da criança, o que pode ser esperado e exigido.

Orientará também sobre o que pode desencadear crises emocionais e como agir.

Junto a este profissional existe um outro muito importante para o acompanhamento e desenvolvimento escolar desta criança (e de outras especiais), que é o professor de apoio especial.

No Brasil, infelizmente, não existe esta formação específica. O trabalho é de acompanhar a criança nas aulas, sentando-se ao lado, ajudando-a e fazendo com que compreenda e execute tarefas, como explicador e atendendo de modo pessoal.

Desta forma, a criança autista frequenta escolas, consegue acompanhar a aula e tem ao seu lado alguém para ser seu facilitador.

Atendimento na Residência

No início da terapia, um profissional treinado para esta modalidade vai visitar a família em sua residência e inicia uma orientação, dentro da possibilidade encontrada, para ajustes que possibilitem uma melhor interação para todos.

Certamente já nesta parte do procedimento terapêutico, os pais compreendem que a criança está sempre em risco por não ter registro dos sinais de perigo que a cercam.

O significado da família, que abre as portas da sua casa para receber o terapeuta, é muito profundo. Aqui fica bastante visível que a couraça com que a criança se reveste, passa para a família como uma defesa simbiótica.

Abrir as portas para o profissional envolvido na terapia do seu filho significa abrir a família para compartilhar esta terapia, num aceite coletivo para que o tratamento "cuide" de todos.

A casa, para cada um de nós, tem um significado forte. Ela representa nosso interno sob a forma de móveis, cores e objetos. Ela é íntima, pessoal e intransferível. Nos acolhe como útero materno é para lá que queremos correr quando doentes, tristes, pois ela nos protege.

Como deixar um terapeuta estranho entrar neste mundo? Assim é para a criança autista: o seu corpo é o seu mundo e ele mora dentro dele tal qual a Tartaruga!

Rotina da Equipe

Encontros mensais para reavaliar os casos, estratégias de atendimento através de vídeos e relatórios da evolução.

Reavaliações são pré-estabelecidas em períodos determinados.

ATENDIMENTOS COMPLEMENTARES INDIRETOS

Existem profissionais muito importantes para que a evolução da criança possa ocorrer de modo homogêneo. É preciso se levar em conta que estas crianças têm uma sensibilidade maior e necessitam de uma orientação individualizada e, muitas vezes, um apoio de fármacos para obter melhores resultados terapêuticos e uma qualidade de vida mais apropriada.

Nutrição Funcional

Algumas alterações constantemente aparecem em autistas: as de origem gastrointestinais, como a má digestão de certos alimentos ou a hipermeabilidade intestinal, que facilita a passagem de alimentos mal digeridos pelo intestino alcançando a corrente sanguínea, desencadeando reações alérgicas e/ou inflamatórias, que ativam o sistema imunológico.

O sistema imunológico é o segundo pilar que deve ser estudado quando se trata de autismo que pode ser modulado, através de nutrientes, além de outras alternativas, como tratamentos antifúngicos, extremamente relacionados com esta patologia.

E, em terceiro lugar, temos as alterações no sistema cerebral, que pode ser influenciado pelos outros fatores já descritos.

Quando se pensa em nutrição para autistas, a linha a ser adotada estará diretamente relacionada com a história do desenvolvimento dos sintomas.

O tratamento destes pacientes deverá ser individualizado e com base em uma série de exames para identificação de alergias alimentares (nunca desprezando sintomas clínicos), até a presença do crescimento de fungos no intestino, aumento de toxinas ou compostos análogos (parecidos com os que encontramos normalmente no organismo), mas que interrompem ou prejudicam as vias metabólicas normais destes indivíduos.

Os alimentos que foram mais relacionados com o autismo são os que possuem glúten (trigo, cevada, centeio, aveia) e caseína (laticínios), mas outros também podem ser prejudiciais, dependendo da individualidade bioquímica, como: ovos, tomate, berinjela, abacate, pimenta, soja, milho e nozes.

Devem ser evitados aditivos químicos, como os corantes, conservantes, nitratos, sódio e adoçantes. Portanto, evitar o consumo de alimentos industrializados e procurar uma alimentação rica em frutas, verduras, grãos integrais e legumes. Além disso, é importante evitar também o consumo de cafeína e bebidas alcoólicas.

Neurologista/Neuropediatra

Profissionais de grande importância que nos fornecerão dados clínicos para compor um diagnóstico através da verificação de outros danos neurológicos, como a epilepsia.

A medicação adequada nestes casos e nas dificuldades do sono e estereotipias graves será fundamental para um equilíbrio da criança, permitindo a entrada de atividades terapêuticas

No projeto, este profissional examina a criança em sua fase inicial, para poder compor junto com a equipe uma linha de trabalho adequada ao quadro neurológico apresentado pela criança e depois faz, dependendo do caso, revisões bimensais.

Utiliza-se exame clínico e de imagem.

Fármacos mais Utilizados

A terapia farmacológica constitui, nos casos onde se faz necessária, um suporte para terapia psicopedagógica sempre indispensável no tratamento destas crianças.

Ainda que não existam fármacos específicos voltados para os distúrbios autísticos em sua complexidade, a terapia farmacológica, sem dúvidas, ajuda a atenuar algumas condutas sintomatológicas.

Um dos problemas, por exemplo, que requerem apoio é o distúrbio do sono que se exprime tanto da forma quantitativa (a criança dorme pouco) ou na forma qualitativa (a criança dorme mal) o que, em ambos os casos, agrava a atenção.

Em algumas situações, pode ser útil a prescrição direcionada a diminuir os níveis de ansiedade (que podem se transformar em agressividade) ou para combater comportamentos obsessivos, que interferem seriamente na evolução geral.

Em nossa abordagem, a terapia farmacológica representa sempre um apoio e deve ser observada e modificada tomando por base as mudanças comportamentais apresentadas pela criança durante a evolução terapêutica.

Medicamentos mais usados:

- *Riopron:* para regular o sono.
- *Rispedal:* diminui as estereotipias e agitação.
- *Depaquine:* para epilepsia e alteração de humor (estabiliza).

Laboratorial

Uma das primeiras pesquisas, além de clínica do nosso pediatra, é a investigação, por intermédio do hemograma, da presença de alguns componentes (cádmio, mercúrio, chumbo) que permitirá um reequilíbrio metabólico através da parte nutricional e ortomolecular.

CONCLUSÃO

A primeira consideração que queremos fazer, ao final deste trabalho, é do aspecto positivo de após tantos anos de pesquisas e determinação, poder publicar e, assim, compartilhar este material de relevante eficácia focado, em especial, para "a família autística"

Não podemos mais contextualizar uma criança autista como fato isolado. Trabalhamos sim com uma família autística e nos propomos a cuidar de modos e intensidades diferentes, de cada um dos membros, juntos ou isoladamente, buscando uma integração, uma constituição de um novo modelo familiar, que possa trazer uma rotina de convivência com mais harmonia.

Para o leitor, este pequeno livro pode trazer a constatação de que é possível um tratamento com acesso corporal e mais ainda compreender que o canal bloqueado nesta criança pode servir como chave para abertura e convite para um mundo novo.

Para os estudantes das áreas envolvidas com autismo, buscamos estimular o idealismo e a crença de um exercício profissional centrado. Não adianta fazer clínica geral, pois em algum momento você vai se perder. Escolhas custam caro emocional e financeiramente, mas só no início. Tendo uma base para oferecer um bom trabalho, o campo profissional será acolhedor.

Para os profissionais que já trabalham com autismo, o material apresenta uma nova modalidade ou reforça a já utilizada. Talvez o acréscimo não seja em grande escala ao que já executa, entretanto só ler algo que acredita já lhe dá a certeza de estar no caminho certo e, portanto, sim, valeu a literatura em questão!

Considerar que esta criança não permite contato e flagela seu próprio corpo em uma não aceitação de si mesma, serve-nos como reforço para compreender que realmente não se pode usufruir daquilo que não se conhece. Logo, nossa proposta primordial é a de apresentar este corpo ao seu dono e criar mecanismos favoráveis à utilização do mesmo, abrindo possibilidades desconhecidas de prazer através deste.

Esse movimento é crescente e este corpo, agora presente quando chamado, integra-se ao jogo e lentamente vai permitindo um encontro entre simbólico e real.

Ajustes estarão presentes o tempo inteiro, e isso é o que fazemos com todos nós. Precisamos nos adaptar a cada condição nova em nossas histórias de vida: famílias, escolas, empregos, viagens, alimentos, mudanças de estilos de roupas, de moda, terapias, amigos e tantas coisas mais.

Nosso corpo também é desconhecido para nós, muitas vezes não temos noção da nossa força, da nossa posição espacial e esbarramos nas coisas com frequência. O quanto conseguimos dispor da energia que contemos, reflexos e nossa sexualidade é um mistério. Aprender a usar a potencialidade do corpo requer compreensão sobre o mesmo, em qualquer instância.

O autismo constitui, como afirmamos no início deste livro, um dos grandes enigmas da ciência. Acreditamos que muito em breve, com todas as pesquisas distribuídas pelo mundo, poderão contribuir para resultados mais imediatos.

Mas, nunca deixaremos de respeitar e utilizar este magnífico canal que nos proporciona uma plena interação com o mundo externo. É através da comunicação corporal que exercemos nossa presença no mundo.

BIBLIOGRAFIA

Amy MD. Enfrentando o autismo. Rio de Janeiro: Zahar, 2001.

Di Renzo M, Mazzoni S. Sostenere la relazione genitore-figlio nell'autismo. Roma: Maggio, 2011.

Di Renzo M, Petrillo M, Castelbianco FB. La Potenzialitá Intellettive nel Bambino Autistico – Nuove Proposte attraverso l'interpretazione Del test leiter-R. Roma: Maggi, 2011.

Di renzo M. I significati dell'autismo integrazione della realtá emotiva e cognitiva nella ricerca e nella clinica. Roma: Maggi, 2007.

Shaw W. Tratamentos biológicos para autismo e PDD. 2. ed. Girassol Pub. 2001. 225 p.

Tendlarz SE. De que sofrem as crianças? Rio de Janeiro: Sette Letras, 1996.

ÍNDICE REMISSIVO

A

ADOS-G (*Autism Diagnostic Observation Shedule-Generic*), 26
Alteração(ões)
  qualitativa, 9
    da interação social, 9
  quantitativas, 9
    da comunicação, 9
Angelmann
  síndrome de, 12
Área(s)
  de pesquisa, 23
    no *Progetto Tartaruga*, 23
  funcionais, 20
    comportamentos autísticos nas, 20
      atenção, 20
      emoção, 20
      percepção, 20
      sensorial, 20
Asperger
  síndrome de, 11
Atenção
  comportamento na, 20
    autístico, 20
Atendimento(s)
  complementares, 43-47
    diretos, 43-47
      aos pais, 43
      escolar, 43
      na residência, 44
      rotina da equipe, 45
    indiretos, 43-47
      fármacos mais utilizados, 47
      laboratorial, 47
      neurologista, 46
      neuropediatra, 46

    nutrição funcional, 45
  protocolar, 22
    no *Progetto Tartaruga*, 22
Atividade(s)
  estereotipadas, 9
  repetitivas, 9
  restritas, 9
Autismo
  significado do, 5-17
    critérios diagnósticos para
      distúrbio do, 9
      segundo o DSM-IV, 9
    síndromes similares, 11
  sintomatologia no, 19-20
    comportamentos autísticos, 20
      nas diversas áreas funcionais, 20
        atenção, 20
        emoção, 20
        percepção, 20
        sensorial, 20
    incapacidades, 19
      presentes nas crianças, 19
  surdez profunda e, 13
    diagnóstico diferencial entre, 13
      comunicação, 13
      interação social, 15
      interesses, 16
      jogos, 16
      linguagem, 13
Avaliação
  e tratamento, 25-41
    ADOS-G, 26
    CARS, 27
    dados dos outros profissionais, 35
      envolvidos com a criança, 35
    DAS, 29
    espontânea, 29

ÍNDICE REMISSIVO

LEITER-R, 28
LTPC, 29
profissionais, 40
que atuarão na rotina, 40
PSI-SF, 29
reunião, 35, 36
de devolução, 36
de proposta terapêutica, 36
inicial de equipe, 35
roteiro de, 31
anamnese, 32
encontro, 31, 33
com a criança, 33
com os pais, 31
terapia, 36

C

CARS (*Childhood Autism Rating Scale*), 27
Comportamentos
autísticos, 20
nas diversas áreas funcionais, 20
atenção, 20
emoção, 20
percepção, 20
sensorial, 20
estereotipados, 9
repetitivos, 9
restritos, 9
Comunicação
alteração da, 9
quantitativas, 9
desenvolvimento morfossintático, 14
intencional, 14
pré-intencional, 14
Criança(s)
incapacidades presentes nas, 19

D

DAS (*Dyadic Adjustment Scale*), 29
DDI (Distúrbios Degenerativos da Infância), 12
Desenvolvimento
morfossintático, 14
na comunicação, 14
na linguagem, 14
Dificuldade(s)
nos distúrbios, 9
do espectro autista, 9

Distúrbio
do autismo, 9
critérios diagnósticos para, 9
segundo o DSM-IV, 9
do espectro autista, 9
dificuldades nos, 9

E

Emoção
comportamento na, 20
autístico, 20
Espectro
autista, 9
distúrbios do, 9
dificuldades nos, 9

I

Incapacidade(s)
presentes nas crianças, 19
Interação
social, 9, 15
alteração da, 9
qualitativa, 9
na surdez, 15
no autismo, 15
Interesse(s)
estereotipados, 9
na surdez, 16
no autismo, 16
repetitivos, 9
restritos, 9

J

Jogo(s)
na surdez, 16
no autismo, 16

L

LEITER-R (*International Performance Scale-Revised*), 28
Linguagem, 13
primeira, 14
LTPC (*Lausanne Trilogue Play*), 29

M

Modelo
de atuação clínica, 21
do *Progetto Tartaruga*, 21
áreas de pesquisa, 23
atendimento protocolar, 22

P

Percepção
comportamento na, 20
autístico, 20
Progetto Tartaruga
atuação clínica do, 21
modelo de, 21
áreas de pesquisa, 23
atendimento protocolar, 22
PSI-SF (*Parenting Stress Index*), 29

R

Rett
síndrome de, 12
Roteiro
de avaliação, 31
anamnese, 32
encontro, 31, 32
com as crianças, 32
com os pais, 31
equipe, 35
reunião inicial de, 35
profissionais envolvidos com a criança, 35
dados dos outros, 35
reuniões, 36
de devolução, 36
de proposta terapêutica, 36
rotina, 40
profissionais que atuarão na, 40
terapia, 36

S

Sensorial
comportamento na área, 20
autístico, 20
Síndrome(s)
similares ao autismo, 11
DDI, 12

de Angelmann, 12
de Asperger, 11
de Rett, 12
Sintomatologia
no autismo, 19-20
comportamentos autísticos, 20
nas diversas áreas funcionais, 20
atenção, 20
emoção, 20
percepção, 20
sensorial, 20
incapacidades, 19
presentes nas crianças, 19
Surdez
profunda, 13
e autismo, 13
diagnóstico diferencial entre, 13
comunicação, 13
interação social, 15
interesses, 16
jogos, 16
linguagem, 13

T

TAA (Terapia Assistida com Animais), 39
Tratamento
avaliação e, 25-41
ADOS-G, 26
CARS, 27
dados dos outros profissionais, 35
envolvidos com a criança, 35
DAS, 29
espontânea, 29
LEITER-R, 28
LTPC, 29
profissionais, 40
que atuarão na rotina, 40
PSI-SF, 29
reunião, 35, 36
de devolução, 36
de proposta terapêutica, 36
inicial de equipe, 35
roteiro de, 31
anamnese, 32
encontro, 31, 33
com a criança, 33
com os pais, 31
terapia, 36